NOTICE

SUR

LE CHANCRE DU SAHARA.

Lille, imp. de A. Levy

NOTICE

SUR

LE CHANCRE

DU SAHARA,

PAR E.-L. BERTHERAND,

Docteur en médecine à Lille, ancien Médecin des affaires Arabes civiles et militaires en Algérie, membre de plusieurs Sociétés savantes.

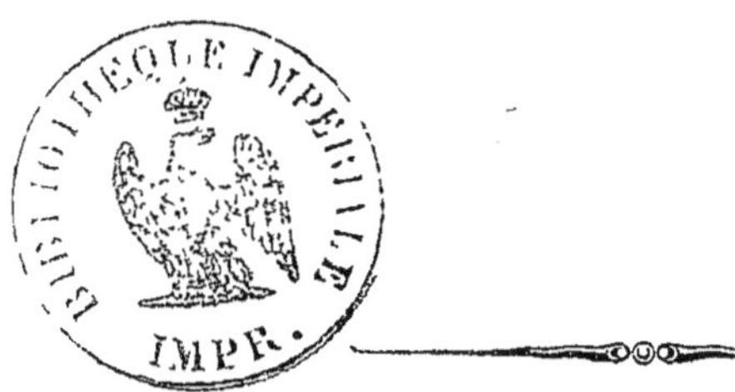

LILLE

IMPRIMERIE DE ALGAN LÉVY, LIBRAIRE-ÉDITEUR.

1854.

NOTICE

SUR

LE CHANCRE DU SAHARA.

Plusieurs médecins militaires, entre autres MM. les docteurs Beylot, Massip, Quesnoy (1), Poggioli (2), ont décrit avec soin une affection cutanée que l'on observe à Biskra (3), et par cela même appelée *bouton de Biskra*. M. le docteur Guyon, médecin inspecteur de l'armée d'Afrique, remarquant la présence de cette maladie dans les oasis du Zab, a proposé de lui donner le nom de *bouton des Zibans* (4). Pour les Arabes du pays, c'est tout simplement *habb* (un bouton).

Après d'assez fortes et longues démangeaisons, un point de la peau rougit, se tuméfie peu à peu ; un petit bouton, un petit tubercule se développe très lentement dans l'épaisseur du derme. Au bout d'un certain temps, ce dernier, desséché par plaques et par couches, donne passage à quelques gouttelettes de sérosité citrine ou de pus. Une croûte se forme ; sa chute met à nu une ulcération d'un rouge assez vif, à bords frangés et à pic, dont le fond, séro-purulent, tapissé d'une pellicule blanchâtre, sécrète constamment une sanie abondante, à odeur particulière.

Cet ulcère, généralement circulaire, se développe lentement en tous sens, causant non de fortes douleurs, mais plutôt de

(1) Voir leurs travaux dans le *Recueil des mémoires de médecine et de chirurgie militaires.*
(2) *Thèse inaugurale,* Paris, juillet 1847
(3) Capitale des oasis des Zibans, au nord du Sahara.
(4) Pluriel de *Zab*

la gêne et du picotement. La grandeur de cette plaie chancreuse, qui peut être unique ou multiple sur différents points du corps, varie beaucoup; elle ne dépasse guère 6 à 7 centimètres. Son siége de prédilection est sur les membres et la face (oreilles, aîles du nez); M. Beylot en a observé une sur le gland, une sur la langue et une autre sur le synciput.

J'ai vu de très volumineuses croûtes occupant le périnée d'un Arabe souvent à cheval par sa condition de courrier, et d'autres affectant les deux seins d'une jeune Indigène. Des Arabes des deux sexes m'ont également présenté d'assez nombreuses ulcérations siégeant sur le tronc et surtout dans la région dorsale. Les formes papuleuse et tuberculeuse ont semblé moins fréquentes.

Cette ulcération opiniâtrement rongeante attaque aussi bien la population civile et militaire que les Indigènes de Biskra. Les hommes et les adultes paraissent prédisposés. On en a vu quelques cas à Batna (à 120 kilom. environ plus au N., dans les Monts Auress), mais sur des personnes qui avaient récemment habité le Zab.

La marche très lente, en quelque sorte chronique, varie de plusieurs mois à un an, dix-huit mois même; elle ne paraît pas avoir d'influence fâcheuse sur la santé générale. Il arrive cependant que dans certaines parties, aux environs des articulations, par exemple, elle détermine l'engorgement des glandes voisines. Je ne sache pas qu'aucun décès ait été directement causé par cette affection.

Quand les croûtes, d'ordinaire larges, épaisses, jaunâtres ou brunâtres qui ont recouvert l'ulcération viennent à tomber d'elles-mêmes au bout d'un temps plus ou moins long, elles mettent à nu une cicatrice livide, d'un rouge lie de vin, violacée, gaufrée ou, mieux, chagrinée, mais indélébile. Le derme est déprimé plus ou moins fortement par une véritable perte de substance.

Quelles peuvent donc être les causes d'une telle affection qui sévit à toute époque de l'année, mais de préférence en automne ?

Serait-ce l'abus des dattes, fruit principal du pays ? Les Turcs, comme on l'a déjà fait remarquer, appelaient cette maladie *mal des dattes ;* mais cette dermatose sévit aussi bien sur les civils et les militaires, qui ne font point, comme les Indigènes, un usage presque exclusif de cet aliment.

Serait-ce la syphilis? Mais l'ulcère du Zaz attaque aussi facilement ceux qui n'ont eu aucun accident vénérien et ne semble pas apparaître de préférence chez les syphilitisés soit à l'hôpital de Biskra, soit au dispensaire de la localité, etc.

Serait-ce la qualité de l'eau saumâtre, salée, qui forme l'unique boisson du pays? C'est peu probable, d'abord parce que des officiers et des habitants qui ont bu très peu de cette eau, et y ajoutaient beaucoup de vin et une nourriture aussi confortable que possible, ont été tout de même atteints de cette dermatose ; ensuite parce que des personnes qui ne buvaient que de l'eau prise à El-Kanthra, c'est-à-dire avant qu'elle ait parcouru les terrains salins de la plaine pour arriver à Biskra, n'ont point pour cela acquis l'immunité contre l'attaque de cette ulcération.

Pour nous, considérant que ce mal n'est point propre à la localité de Biskra, dont on lui a donné le nom, que sa marche est chronique, souvent stationnaire, nous croyons devoir l'attribuer aux conditions climatériques, principalement météorologiques, en un mot, à la constitution médicale atmosphérique du Sahara. On l'observe, en effet, non-seulement dans le Zab, mais à Tougourt, à Ouargla, dans le désert même, nous ont affirmé des Sahari. Aussi, aux divers titres de sa nature, de son aspect, de son caractère rongeant, de son indolence, de sa résistance à tout traitement, de son origine topographique, préférons-nous l'appeler *chancre du Sahara.*

Il y a dix ans, lors de l'occupation du Vieux-Biskra, cette affection était, au dire des Indigènes, beaucoup plus fréquente qu'aujourd'hui. A cette époque, en effet, l'oasis avait une ceinture méphitique de vastes nappes d'eau salée dans laquelle les habitants lavaient, faisaient leurs ablutions, jetaient leurs immondices, puisaient même leur boisson, etc.; mais, depuis l'arrivée des Français (1844), tout cela a changé, la localité s'est promptement assainie. Les Arabes avouent eux-mêmes qu'ils respirent un air plus salubre et que le nombre des *boutons de Biskra* a diminué d'un quart au moins.

Encore un fait qui semble venir à l'appui des conditions météorologiques spéciales dans lesquelles je vois l'origine de cet ulcère, c'est qu'à Biskra, comme dans tous les oasis, la cicatrisation générale des plaies, de la plus petite solution de continuité, est lente, beaucoup plus lente que dans les autres parties de l'Algérie que nous avons parcourues du nord au sud. M. le docteur Giard faisait également, en 1848, une observation analogue. Un fait, disait-il dans un de ses rapports, que nous n'avons pas encore osé affirmer, mais auquel sa fréquence donne un caractère de certitude, c'est la lenteur avec laquelle les moindres écorchures guérissent ; il est presque impossible d'obtenir la réunion par première intention des plaies par instruments tranchants ; les vésicatoires volants eux-mêmes ne sèchent guère qu'après une quinzaine de jours. A quoi attribuer cette suppuration qui se produit partout ? Ceci est très difficile à dire, etc.

Ces considérations nous mènent à dire, en résumé, les différences climatériques générales qui nous ont paru caractériser le nord du Sahara et les oasis du Zab en particulier. Cette zone des plaines sablonneuses commence au pied des montagnes de l'Auress, dont la hauteur est évaluée à 2,663 mètres; le versant méridional de ces hauts plateaux n'a point d'abri contre les vents du sud : aussi y fait-il très chaud ; peu de pluies, d'où la rareté de l'eau. La ceinture montagneuse protège d'ailleurs les oasis contre les brises du nord. On tombe bientôt dans la plaine, mouchetée de quelques îlots de verdure peu humides, situés fort bas, à couches argilo-calcaires ; plus loin, on ne trouve plus que des dunes de sables mouvants, que leur configuration en arêtes, tortueuses, fait nommer *areug* (veines) ou *chebkha* (filets) par les Indigènes. Dans certaines zones de cette contrée, le sol est au-dessous du niveau de la mer ; à Mghaïer, par exemple, à 70 mètres au-dessous de cette limite, d'après M. Dubocq, ingénieur en chef de la province de Constantine. A l'expédition du printemps 1853, nous avons remarqué tous ces terrains sablonneux très imprégnés de sel marin et d'azotate de potasse. Biskra, où nous tenions garnison, n'est élevé que de 75 mètres au-dessus du niveau de la mer. Ce qui frappe tout d'abord quand on descend les Auress pour entrer dans le Zab, c'est l'activité de cette végétation pour ainsi dire résumée dans les jardins de palmiers. Le déboisement général de l'Algérie paraît, du reste, une conséquence naturelle de son climat ; d'après M. Hardy (1), directeur de la pépinière d'Alger, la cause en serait bien plus dans l'influence pernicieuse de deux vents contraires et dans la mauvaise répartition des pluies que dans le pâturage des bestiaux et l'incendie des pasteurs où l'on s'est toujours efforcé de la découvrir.

Plus loin, dès que l'on dépasse la ligne des oasis, la végétation est presque nulle, réduite au *guetaf* (atriplex) et au

(1) *Notice climatologique de l'Algérie,* p. 8

chiah' (absinthium judaïcum), etc. C'est la patrie du chameau, de la gazelle. Ici l'air est d'une transparence, d'une limpidité indicibles ; des nuages s'opposant au rayonnement libre du calorique n'auraient pu qu'occasionner une température étouffante et à peine supportable. Le baromètre offre toutefois d'assez fortes variations. A Biskra, de 1846 à 1849, le maximum observé a été 0,766, et le minimum 0,749. Dans une même année, la colonne barométrique éprouve une faible mobilité :

> En 1846, elle a été de 0,752,20 à 758,90 ;
> En 1847, — — 0,753,00 à 756,50.

En général, le baromètre monte bien par les vents S.-E. dans le Zab, et baisse brusquement de quelques lignes par le N.-O.

D'après nos observations, le maximum de la température aurait lieu, à Biskra, vers une heure et demie ; la température moyenne de cette localité serait de 22°,27 c.; la moyenne de la température hibernale, 9 à 10°, et celle de la saison estivale, 47°. Dans les plus fortes chaleurs, nous n'avions jamais moins de 35° c. vers minuit, dans l'enceinte du fort.

La différence générale entre la température du jour et celle de la nuit est très variable, mais toujours plus forte dans le Sud. Au Bordj de *Sâda* (au sud de Biskra), où je visitais plusieurs fois par semaine un détachement du 2ᵉ régiment de la légion étrangère, j'ai souvent trouvé 17° c. de différence entre la température de neuf heures du soir et celle de cinq heures du soir.

C'est en juin que se présente le maximum de température mensuelle. Les températures extrêmes observées méritent aussi d'être signalées. A Biskra, on a eu comme minimum —|— 1° c., et comme maximum 52° c. (en 1844). A Bouçada, poste placé dans des conditions géographiques analogues, le thermomètre a marqué 48° c. en 1850.

La température la plus basse que j'aie éprouvée à Ouargla, dit le savant conservateur du musée et de la bibliothèque d'Alger (1), a été de 7° c. au-dessus de 0, le 18 février à huit heures du matin. Sous les palmiers, le thermomètre est monté à 33° c. le même jour, à deux heures après midi.

A Biskra et à Bordj-Sâda, j'ai vu le thermomètre atteindre 72° c. au soleil. D'après M. Aimé, le thermomètre, dans le sud, oscille en un jour de 22° à 44°, et, selon M. Fournel, les variations diurnes y seraient de 6° à 33° (différence : 27°). A Biskra, nous avons constaté dans une même journée d'été plus de 20° de température entre le minimum de huit heures du matin et le maximum de une à deux; et le docteur Verdalle (2) a évalué de 30° à 32° le changement de température que l'on supporte dans un espace de douze heures, en mai et juin, de trois heures après-midi à trois heures du matin.

La saison hibernale semble plus rigoureuse dans le Sahara que sur les côtes. Les gelées blanches, en effet, y seraient fréquentes. Dans l'expédition de mars 1853, aux environs de Tougourt, nous avons eu des nuits extrêmement fraîches (jusqu'à — 3° c.), et en même temps notre thermomètre montait dans le jour, jusqu'à 52° c. à l'ombre. Le 6 mars 1846, M. Fournel trouvait à Sidi-Okba (près Biskra) 32°,6 c. à une heure après-midi à l'ombre.

On comprend facilement les conséquences d'un tel état météorologique. La haute température qui règne dans les plaines sahariennes n'est supportée qu'au moyen de la prompte vaporisation de l'eau expirée par les poumons et de celle contenue dans une abondante transpiration.

(1) Ouargla, par M. Berbrugger (dans le journal l'*Akhbar*, janvier 1854).
(2) Thèse inaugurale, 1851, page 41.

L'élévation et la mobilité de cette température, les modifications qu'elles entraînent constamment dans les vapeurs atmosphériques doivent développer une grande quantité d'électricité. Dans le Zab, les orages se signalent en automne. A Biskra, on a vu de la glace une seule fois, le 3 février 1844. Dans le même mois il tomba de la neige, mais elle fondait avant de toucher le sol. A Bou-Çada, on signalait la neige en janvier 1850 (1).

Le sirocco, vent du S.-E., que les Arabes appellent *guebli* (sud), tire ses qualités particulières de ce qu'il vient des plaines du Soudan extrêmement éloignées de la mer et de tout cours d'eau, privées, par conséquent, de toute cause de rafraîchissement possible. Un brusque abaissement du baromètre trahit son approche ; il dure depuis quelques heures jusqu'à trois jours, et est tellement anhydre, que l'hygromètre a été vu descendre à 20° au-dessous de 0 (Biskra). Il abaisse généralement cet instrument de 15 à 20° en un clin d'œil. Quand cette haleine de feu souffle, l'air est embrasé, pulvérulent, désséchant, énervant. Elle se fait généralement sentir pendant l'été et durant presque tout mai et juin, à Biskra et dans le Sahara. Ce vent, que l'on supporte plus facilement dans les plaines du sud que sur les montagnes voisines, parce qu'il est plus sec que dans ces dernières conditions, où l'humidité l'accompagne, aggrave immédiatement les maladies et exerce une influence bien marquée sur les rechutes et la mortalité, aussi les Arabes l'appellent-ils également *semoun* (de *semm*, poison).

Les pluies sont peu fréquentes dans le sud (à Biskra, quelquefois en février et mars), mais cependant moins rares qu'on ne le croit ; car, d'après M. Renou, il gèle et pleut dans le Sahara. A Biskra, il n'est tombé :

En 1845, que 0,102 millim. d'eau ;

_____

(1) D' Brégeaut, thèse inaugurale, 1852

En 1846, que 0,150 millim. (six jours de pluie seulement) ;
En 1847, que 0,125 millim. (huit jours de pluie seulement).

Dans le Sahara, la température n'est généralement pas assez basse la nuit pour condenser la vapeur d'eau déterminée par la forte chaleur du jour ; aussi, dans l'expédition printanière de 1853, près de Tougourt, n'avons nous jamais observé de rosées. A Biskra, nous avons remarqué, comme M. le docteur Verdalle (1) : « Que le pluviomètre marquait quel» ques degrés, malgré qu'il n'eût pas plu, ce qui s'explique » facilement par les rosées très abondantes quelquefois pen» dant les froides nuits d'été. » C'est au voisinage de hautes montagnes (les *Auress*) qui forment ceinture à Biskra, que nous rapportons cette humidité des nuits, exceptionnelle pour cette localité et les oasis voisines.

Dans ces oasis, on trouve généralement de l'eau à quelques mètres au-dessous de la croûte du sol. Dans le Sahara, il existe des cours d'eau souterrains, *bahar thât el ard* (la mer sous terre), disent les Arabes. Toutes ces eaux sont saumâtres, salées. Ainsi, à Biskra, elles abondent en chlorure de sodium et déterminent des *salivations intestinales* presque continuelles. Les bords de ces filets d'eau sont tout blanchis par les dépôts salins à la suite de l'évaporation. A Biskra, le repos de quinze heures suffisait pour rendre infecte l'eau placée dans nos bidons ; aussi, au cercle de MM. les officiers, fut-on obligé de recourir au filtrage quotidien à travers des couches de charbon et de sable.

D'après les recherches de M. l'ingénieur Dubocq (2), les eaux du Zab sont lourdes, très chargées de sels, surtout en été, d'une densité supérieure à celle de l'eau ordinaire, riches en chlorure de sodium et de magnésium ; sulfate de soude et de

(1). Thèse citée, page 18.
(2) *Mémoire sur la constitution géologique des Zibans et de l'Oued Rir*, 1853.

chaux, carbonate de chaux, et principalement en matières organiques. A Biskra, prédominerait le chlorure de sodium ; à Tolga et Sidi-Salah, le sulfate de soude ; à Oumach, le sulfate de magnésie ; à Chetma, les chlorures alcalins.

D'après les recherches fort intéressantes (1) qu'il a faites dans le Sahara en 1846, M. l'ingénieur Fournel, se basant sur l'inclinaison des couches de terrains vers le sud, la pente générale du Sahara de l'O. vers l'E., et la porosité des marnes intercalées dans les bancs supérieurs, dont le calcaire est très compacte, pense qu'il serait très facile de percer des puits artésiens dans le désert. Ainsi, dans l'expédition du sud de 1853, nous avons vu des indigènes creuser instantanément des puits à 1 mètre environ de profondeur sur l'Oued Iet-Tel et l'Oued Ouar.

Telles sont les considérations géologiques et météorologiques que nous avons cru devoir résumer au sujet de la constitution climatérique particulière dans laquelle se trouve, à notre avis, l'origine du chancre saharien.

M. le docteur Quesnoy n'a vu dans cette affection que le *bouton d'Alep*. M. le docteur Cabasse (2), qui pense l'avoir observée aux environs de Tlemcen et dans le Maroc, semble lui admettre une nature syphilitique. M. le docteur Valette (3) dit que c'est le *rupia simplex*, le *rupia* proéminent des Anglais, que cette affection ne serait point rare à Philippeville (sur le littoral), et que les Maltais y offrent souvent des ulcères qui ont cette même origine. La description que donne ce médecin militaire permet, en effet, de rapprocher sur certains points les deux phénoménisations pathologiques, mais elle

(1) Confirmées par M. Berbrugger, lors de son excursion dans le Sahara. V. sa brochure sur les puits artésiens du désert, pages 25 et 27.

(2) *Relat, de la captivité des prisonniers français chez les Arabes ;* 1848, p 83

(3) T XIe de la 2e serie des *Mém, de méd. et de chirurg. militaires.*

diffère trop sous d'autres caractères du chancre saharien. Quant au bouton d'Alep, d'après **M.** le docteur Guyon (1), la cicatrice en serait petite, blanche, adhérente aux os, particularités que nous n'avons point observées dans le bouton de Biskra. Enfin, un ex-médecin sanitaire, le docteur Willemin (2), n'a jamais vu un seul bouton d'Alep développé sur le tronc, siége assez fréquent de la tumeur chancreuse qui nous occupe ici.

Un fait assez curieux, c'est l'existence de cet ulcère chez les chevaux, surtout pendant et après les fortes chaleurs. Nous l'avons souvent observé à Biskra avec un vétérinaire prussien fort instruit que des raisons de famille avaient forcé à s'engager dans le 2ᵉ régiment de la légion étrangère. Toutes les régions du cheval peuvent en être le siége. Cet habile vétérinaire, qui attribuait en partie cette maladie à l'action des eaux, qui saleraient trop la boisson et les fourrages (paille, foin) à l'usage des animaux, faisait abcéder les tumeurs avec des cataplasmes de mauve. A l'ouverture, nous trouvions constamment un gros bourbillon visqueux, très infect, exempt du ver que présentent en été les autres boutons; puis la nature chancreuse de l'affection se dessinait immédiatement, et lui faisait prendre des proportions de plus en plus grandes. Lorsque l'ulcère n'était pas très profond, le cérat simple et l'essence de térébenthine suffisaient; dans les autres cas, une pommade composée de cérat et de sulfure rouge de mercure parvenait, après un temps plus ou moins long, à amener la cicatrisation. La pierre infernale réprimait durant quelques jours les bourgeons charnus exubérants, et il restait une marque indélébile aussi grande que la tumeur, et recouverte de poils blancs. En même temps que ces ulcères de Biskra, cet habile vétérinaire m'affirmait

(1) 1ᵉ XXXIXᵉ de la 2ᵉ série des *Mem. de méd, et de chirurg. militaires.*
(2) *Mémoire sur le bouton d'Alep , Gaz. médicale de Paris,* avril 1854.

avoir toujours rencontré des maladies du foie ou du cerveau, des hydropisies principalement. Il considérait cette ulcération, plus ou moins multipliée sur chaque animal, comme une sorte de vaccin, de virus particulier destiné à préserver les organes intérieurs dans une zône climatérique aussi chaude. Il ne l'avait, du reste, observée que sur les chevaux.

Tous les remèdes possibles ont été épuisés sans grand succès contre le chancre saharien. Les caustiques *au début* ont semblé diminuer l'intensité du mal. Les indigènes et plusieurs militaires et civils se sont bien trouvés de bains généraux et locaux dans les eaux thermales salines et sulfureuses voisines de Biskra. J'ai obtenu plusieurs guérisons assez promptes en attaquant les croûtes par des cataplasmes ordinaires très chauds, souvent répétés dans la journée, et en recouvrant ensuite les ulcérations de plumasseaux enduits de pŏmmade composée de quantités égales de soufre et d'iodure de potassium : la liberté du ventre doit être rigoureusement observée. Le changement de localité a toujours été suivi de bons résultats en général.

Les habitants de l'oasis de Biskra emploient, entre autres remèdes, l'écume que forme l'eau avec laquelle on fabrique le savon noir. Cette matière très caustique aurait, disent-ils, la propriété de *brûler* le bouton et de le faire cicatriser de suite. Les cicatrices indélébiles ont toujours lieu, mais la durée de l'affection serait bien moindre.

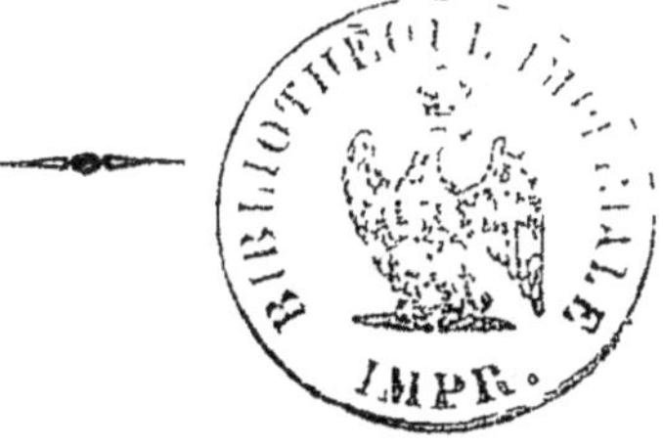